Stoffwechsel beschleunigen

-

Entdecke das Geheimnis optimaler Energieverwertung und rapider Fettverbrennung

Inhaltsverzeichnis:

Einleitung

Unser Stoffwechsel macht so einiges für uns. Funktioniert er gut, arbeitet produktiv und gesund, so versorgt er unseren Körper mit allen wichtigen, relevanten und notwendigen Nähr- und Botenstoffen. Er hilft dabei, sich ablagernde Gifte und Schlacken aus dem Körper zu befördern und sorgt für ein rundum gutes, gesundes und wohliges Gefühl.

Grundsätzlich wird unter dem menschlichen Stoffwechsel nichts Anderes verstanden als der Prozess von Nahrungsaufnahme, Umwandlung, Transport, Nutzung und Ausscheidung. Das, was wir als Nahrung zu uns nehmen, wird zerkleinert und in seine einzelnen ‚Bestandteile' zerlegt. Bei diesem Stoffwechsel- und Verwertungsprozess wird zwischen Nützlichem und Unbrauchbarem unterschieden. Während der Stoffwechsel dafür sorgt, dass das Unbrauchbare möglichst schnell wieder den Körper verlässt, ist er ebenfalls dafür verantwortlich, dass das Nützliche dorthin gelangt, wo der Körper Bedarf signalisiert. Dorthin sind die Nährstoffe, Mineralien und Spurenelemente der Nahrung zu transportieren.

Der Stoffwechsel ist es schließlich auch, der Nahrung in Energie umwandelt. Er ist maßgeblich für Aufbau, Schutz und Regeneration der Körpersubstanzen verantwortlich. Das erstaunliche beim Stoffwechsel ist, dass ein jeder Mensch seinen irgendwie doch eigenen und individuellen hat; auch wenn grob zwischen drei Stoffwechseltypen unterschieden wird.

Da der Stoffwechsel auch maßgeblich Auswirkungen auf Skelettbau und Muskelaufbau nimmt, sowie allgemein für die Körperform eines jeden verantwortlich ist, ist diese grobe Dreiteilung hilfreich, wenn es darum geht seinen Stoffwechseltyp zu kennen, ihn zu beeinflussen, zu regulieren und zu verbessern.

Im Folgenden werden kurz die drei zentralen Stoffwechseltypen vorgestellt, sowie Anleitungen dazu gegeben, wie man selbst seinen Stoffwechseltyp ermitteln kann. Schließlich schauen wir kurz darauf, was passiert, wenn der Stoffwechsel aus seinem natürlichen Gleichgewicht gerissen wird, welche Symptome auf ein Ungleichgewicht hindeuten und welche Krankheiten nach sich gezogen werden können. Erst dann folgen allgemeine Ratschläge und Hinweise dazu, wie man den Stoffwechsel anregen kann, um daran anknüpfend Empfehlungen für die einzelnen Stoffwechseltypen zu geben. Viel Spaß beim Einlesen, Informieren, Ausprobieren und besser fühlen. Denn ist der Stoffwechsel erst einmal im Lot, lebt es sich gleich viel besser.

Kapitel 1: Die drei Stoffwechseltypen

Die Stoffwechseltypen beziehen sich vornehmlich auf die Körperform. Es wird unterschieden zwischen dem muskulösen, dem hageren und dem runden Stoffwechseltyp.

Der Mesomorphe

Als mesomorpher, bzw. muskulöser Typ schätzt man sich meistens eines sehr athletischen Körperbaus und einer attraktiven Figur. Hier werden schnell Muskeln aufgebaut, wohingegen sich Körperfett eher seltener ansetzt. Muskulöse Typen sind stark und haben Körperkraft. Männer zeichnen sich häufig durch einen V-förmigen Oberkörperbau aus, während Frauen besonders schöne, einschneidende Taillen haben. Der muskulöse, athletisch, drastische Körperbau spiegelt sich auch in den eher markanten und kantigen Gesichtszügen wieder. Mesomorphe Typen haben eine durchschnittliche Stoffwechselrate. Sie neigen weniger zu Übergewicht als die beiden anderen Stoffwechseltypen, bekommen aber auch Speckpolster bei zu viel Genuss und Schlemmereien.

Der Ektomorphe

Ektomorphe oder hagere Typen sind schmal und zierlich oder groß und schlaksig. Besonders ihre langen Gliedmaßen fallen ins Auge. Hat der mesomorphe Typ dichtes Haar, so hat der ektomorphe Typ lichtes Haupthaar. Auch die Schulter wirken bei diesen Stoffwechseltypen, ob männlich oder weiblich, immer schmaler als erwartet. Die hageren Stoffwechseltypen haben es schwer beim Muskelaufbau, können dafür aber meistens ohne Rettungsringgefahr schlemmen, genießen und reinhauen, was das Zeug hält. Die Stoffwechselrate ist dementsprechend besonders hoch. Es werden überdurchschnittlich viele Kalorien verbrannt. Doch wenn der Stoffwechsel immer auf Hochtouren läuft, haben es die Muskeln schwer sich aufzubauen und zu kräftigen. Denn die Nährstoffe werden viel zu schnell verbrannt, als dass der Körper sie zum Aufbau neuer (Muskel-)Masse verwenden könnte.

Der Endomorphe

Schließlich haben wir da noch den endomorphen Stoffwechseltyp, der sich durch eine breite, rundliche und ausladende Körperform und Figur auszeichnet. Auch er hat dünne Haare. Aber statt schlaksige Gliedmaßen, sind die vom runden Typen eher kürzer. Endomorphe Typen sind meistens klein und tendieren schnell zu Übergewicht. Dies liegt an einem besonders langsamen Stoffwechsel. Dieser lässt sich nämlich Zeit, was das Ansetzen von Fett und Reserven begünstigt. Außerdem wird auch schneller Kraft und Muskelmasse aufgebaut. Endomorphe Typen wirken sehr weich, warum und wohlig.

Ermittlung des Stoffwechseltypen

Nun kennen wir die drei groben Einteilungen der Stoffwechseltypen. Doch wie sieht es mit der Ermittlung des eigenen Stoffwechseltypen aus? Können Sie sich so ohne weiteres einem der drei Typen zu ordnen? Nun. Dann kommt jetzt aber der Hacken. Ein jeder menschlicher Stoffwechsel ist immer eine Mischung aller drei Typen, mit jeweils einem dominanten Schwerpunkt.

Fühlt man sich noch lange nach dem letzten Bissen aufgebläht und gesättigt? So kann dies als Indiz dafür gewertet werden, dass der Stoffwechsel sehr langsam verläuft. Hat man hingegen auch nach einer großen Portion schnell wieder Hunger, so spricht dies eher für eine schnelle Stoffwechselrate. Wer darüber hinaus seinen Körperbau genau studiert und sich in einem der drei oben beschriebenen Typen wiederfindet, erkennt auch ziemlich schnell, zu welchem Stoffwechseltypen er sich zuordnen kann.

Kapitel 2: Wenn es den Stoffwechsel stört ...

... dann stört das so ziemlich viel im menschlichen Organismus. Mit dem Stoffwechsel stehen und fallen alle biochemischen Prozesse in unserem Körper. Sei es dabei die Energieerzeugung oder die Erhaltung der einzelnen Körperfunktionen. Dazu wird in unserem Körper 24/7 ‚gestoffwechselt'. Geht hier etwas schief, dann werden die einzelnen Nährstoffe nicht richtig verwertet, es kommt zu Störungen und die ganze Stoffwechselerei ist aus dem Gleichgewicht.

Ungünstig ist es leider nur, dass Stoffwechselstörungen nicht unmittelbar auffallen oder gar Schmerzen mit sich bringen. Meistens fällt es den Betroffen erst dann auf, wenn es oft schon zu spät ist. Die Folgeerkrankungen können verschieden sein. Herzinfarkte und Schlaganfälle sind dabei die Unangenehmsten.

Doch wie kommt es eigentlich zu einer Stoffwechselstörung? Die einzelnen Stoffwechselvorgänge selbst sind äußerst komplex und haben gerade in eben dieser Komplexität reibungslos zu funktionieren. Hier setzen sich Enzyme und Bauteile wie Puzzelteile zusammen. Gerät hier ein Teilchen an den falschen Platz, ist defekt oder gar verschwunden, kann es zu Übertragungsproblemen kommen. Mangelerscheinungen oder Überproduktionen sind die Folge.

Bei den Arten von Stoffwechselstörungen wird nach Nährstoffgruppen unterschieden. So können Stoffwechselstörungen sowohl im Eiweiß- und Kohlenhydrate-, Fett- als auch Mineralstoffwechsel vorliegen. Da der Stoffwechsel in so ziemlich allen Bereichen des Körpers involviert ist, kann eine Störung sich auf jedes einzelne Organ und jeden Prozess im Körper auswirken. Das Herz kann betroffen sein, wie auch Leber, Schilddrüse oder Gehirn. Eine jede Fehlstörung im Stoffwechsel zeigt sich anders. Manche Menschen empfinden ein allgemeines Unwohlsein, andere leiden unter Schlafstörungen. Bei wiederum anderen schlägt sich ein Ungleichgewicht im Stoffwechsel auf das Gewicht aus. Sie nehmen extrem ab oder zu. Auch Stimmungsschwankungen, Haarausfall und andere körperliche Beschwerden können Symptome von einem sich verändernden und nicht mehr intakten Stoffwechsel sein.

Diabetes gilt als eine der typischen Erkrankungen als Folge einer Stoffwechselstörung. Es ist eine Fehlfunktion im Kohlehydrate-Stoffwechsel, der sich im Wert des Blutzuckergehaltes wiederspiegelt. Dem Körper fehlt es hier an der Fähigkeit körpereigenes Insulin zu produzieren. Statt vor Keimen und schädlichen Infekten zu schützen, greift das Insulin stattdessen die Bauspeicheldrüse an. Als Hauptursache für Diabetes gilt übrigens Bewegungsmangel und Übergewicht.

Ebenso darf eine Störung im Fettstoffwechsel nicht unterschätzt werden. Hier entstehen Unregelmäßigkeiten beim Fettanteil des Blutplasmas, die sich in einem erhöhten Cholesterinspiegel niederschlagen. Die Ursachen werden in einer genetischen Veranlagung gesucht sowie in einer, immer ungesunderen und überkalorienreichen Ernährung vermutet. Am Cholesterinspiegel kann man selbst etwas ändern und ihn durch eine gesunde Lebensweise, eine Ernährungsumstellung und auch durch ausreichend Bewegung positiv beeinflussen.

Wirkt sich eine Stoffwechselstörung hingegen auf die Schilddrüse aus, so können hier Über- oder Unterfunktionen des Organs festzustellen sein. Die Schilddrüse selbst ist dabei auch ein zentrales in den Stoffwechsel des menschlichen Körpers involviertes Organ. Wirken sich Mangelerscheinungen im Körper aus, die sich auf die Schilddrüse niederschlagen und zu einer Unterfunktion dieser führen, so verlangsamt sich der Stoffwechsel des Betroffenen dramatisch. Bemerkbar macht sich das durch einen Abfall an Konzentration, geistiger Leistungsfähigkeit, Motivation und Bereitschaft. Man wird schneller müde, fühlt sich erschlagen und beginnt, aufgrund schlechterer Durchblutung, schneller zu frösteln und zu frieren. Wird durch die Stoffwechselstörung hingegen die Schilddrüse zum über-funktionieren angeregt, so sind erste Anzeichen für ein Ungleichgewicht schnelles Herzrasen und starkes Schwitzen. Betroffene werden in angespannten Situationen schneller nervös, beginnen zu zittern und verlieren auch an Gewicht.

Hat ein Betroffener, in Folge einer Stoffwechselerkrankung, mit Gicht zu kämpfen, so liegt in der Regel ein Ungleichgewicht im Stoffwechsel der Nukleinsäure vor. Ist diese aus Balance, so schwellen Gelenke sehr stark an und selbst zarte Berührungen, können an den geröteten und stark geschwollenen Gliedmaßen Schmerzen hervorrufen. Gicht ist für die Betroffenen sehr unangenehm. Da Gicht akut, heftig, unerwartet und damit plötzlich auftritt, kann sie schnell erkannt werden. Dass Wiederherstellen des Gleichgewichts im Nukleinsäure-Stoffwechsel kann somit umgehend in Angriff genommen werden. Am besten beginnt man damit auf Purine im Essen zu verzichten. Denn auch wenn die in der Nahrung enthaltene Substanz zum Zellenaufbau und der Erbgutregeneration verantwortlich sind, besteht im Körper selbst ein Überschuss der sonst nützlichen Substanz. Auf tierische Produkte wie Fleisch und Fisch wird verstärkt verzichtet, während ein Mehr an Milchprodukten, Eiern und Gemüse auf dem Essensplan steht.

Schließlich sind auch häufig Abweichungen in den Nebennierenfunktionen festzustellen. Diese regulieren den Wasser-, Zucker- und auch Mineralstoffhaushalt und sind für die Adrenalinbildung verantwortlich. Gerät hier etwas ins Wanken, so spielt der Hormonhaushalt verrückt.

Was uns die einzelnen Erkrankungen zeigen ist, dass sie sich markant und drastisch auf unseren Körper und damit auch auf unser Wohlbefinden und unser Leben auswirken. Sie zeigen uns auch, dass sie oft erst viel zu spät erkannt werden können und dass beginnende Ungleichmäßigkeiten im menschlichen Stoffwechsel nicht unmittelbar zuzuordnen sind.

Prävention ist hier das Stichwort. Denn mit einigen wenigen Tipps und Tricks kann man den Stoffwechsel von ganz alleine wieder in Schwung, Balance und zum Funktionieren bringen.

Inwieweit der Einzelne vom Erkranken einer der oben genannten Stoffwechselstörungen betroffen sein kann, hängt von zahlreichen Umweltfaktoren, Lebenseinstellungen und auch Essgewohnheiten ebenso ab, wie von seinem Stoffwechseltypen. Hier greifen so viele Faktoren Hand in Hand, doch wer sich und seinen Körper wie auch seinen individuellen Stoffwechsel wahrnimmt, der kann bewusst und gesund leben und sich und seinem Stoffwechsel etwas Gutes tun. Denn wird dieser angeregt, dann lebt es sich gleich frischer, fröhlicher und freier.

Kapitel 3: Die Ernährung ist das A und O

... deswegen schmeckt sie uns auch so. Doch für eine gesunde und Stoffwechsel-anregende Ernährung kommt nicht alles auf den Tisch. Aber die richtige Auswahl kann für den Stoffwechsel so manche Vor- und Nachteile bringen. Kohlenhydrate in flüssiger und ballaststoffreicher Form werden als ein Garant für guten Stoffwechsel angesehen. Daran anknüpfend liegen auch Vollkornprodukte ganz weit oben im Trend. Wer es bereits noch nicht tut, der greift statt zum Weißbrot auf Vollkornnudeln und Naturreis zurück. Grundsätzlich gelten Vollkornprodukte jeglicher Art als besonders reich an Spurenelementen, Mineralstoffen und auch sekundären Pflanzenstoffen. Auch die Vitalstoffe der Vollkornprodukte wirken sich positiv auf unseren Stoffwechsel aus. Sie sind für die Erneuerung und Kräftigung unserer Knochen ebenso verantwortlich wie für Zellregeneration. Auf den Punkt gebracht sind es Dinkel, Hirse, Erbsen, Linsen und Haferflocken, zu denen im Rahmen einer Kohlenhydrate-reichen Stoffwechsel-anregenden Ernährung geraten wird.

Außerdem kann der Stoffwechsel auch durch eine Kombination aus Eiweiß und Zucker angeregt werden. Ein erhöhter Blutzuckerspiegel, verbunden mit Heißhungerattacken bergen das Risiko von Diabetes und einer zu starken Belastung der Bauspeicheldrüse. Kombiniert man jedoch seine Kohlenhydrate mit Eiweiß, wird die Umwandlung des Zuckeranteils und seine Abgabe in das Blut verlangsamt. Dadurch findet eine gleichzeitige Entlastung des Stoffwechsels statt. Hier liegt auch ein kleiner Trick für alle Naschkatzen verborgen: Wer seine süße Sünde mit ein wenig Eiweiß kombiniert, sündigt für den Stoffwechsel viel gesünder.

Eiweiß ist generell gut für den Stoffwechsel. Er lässt sich aber auch durch zu viel Eiweiß negativ beeinflussen. Rotes Fleisch und das in ihm enthaltene Eiweiß gilt für den Stoffwechsel als weniger geeignet. Daher ist auf Wurst, Salami, Aufschnitt und auch Bratwürste zu verzichten, möchte man seinem Stoffwechsel etwas Gutes tun. Frischer, fetter Fisch aus dem Wildfang hingegen, da freut sich der Stoffwechsel ganz besonders. Grundsätzlich heißt es zum Eiweiß, dass es einen besonders hohen Sättigungseffekt hat. Auch lässt sich der Fettstoffwechsel besonders anregen und der Energiestoffwechsel wird angeregt.

Wissen Sie übrigens, dass die Italiener einen ganz besonders guten Stoffwechsel haben? Deswegen sind sie auch immer so temperamentvoll und voller Energie. Der Grund hierfür ist in ihrem frisch gepressten und gesunden Olivenöl zu finden. Es erhöht den Sättigungseffekt, hält auf natürliche Art und Weise schlank und wirkt darüber hinaus schmerzlindernd auf die Gelenke und grundsätzlich entzündungshemmend. Es ist die ungesättigte Fettsäure des Olivenöls, die den Cholesterinspiegel im Rahmen hält und das Hungergefühl reduziert. Neben kalt gepresstem Olivenöl ist auch Leinöl als besonders Stoffwechsel anregend bekannt. Wer auf andere gesunde Omega-3 Fettquellen setzen möchte, der greift zu Samen, Seefisch oder auch Nüssen.

Weiter geht's im Stoffwechsel ABC – denn auch scharfes Essen und ein Hauch von Chili bringen einen Selbst nicht nur ins Schwitzen, sondern auch den Stoffwechsel richtig schön in Gang. Neben der Schärfe der roten Chilischote, wird auch zu frischem Ingwer geraten. Ob als frischer Tee zum Morgen aufgegossen oder als Schlummertrunk zum Abend. Ingwer wärmt seit über 3000 Jahren die Gemüter der Menschen und kurbelt den Stoffwechsel an.

Kalorienreduziert stoffwechselt es sich leichter

Auch eine Folge unserer mehr und mehr schwerer bekömmlichen, verdaulichen und leider auch für den Körper und seinen Stoffwechsel weniger nützlichen und gehaltvollen Nahrungs- und Ernährungsweise, wird auf kalorienreduzierte Mahlzeiten und kleinere Portionen verwiesen. Statt den früheren üppigen und gehaltvollen wie nährreichen vollen Tellern mit der ganzen Familie, stoffwechselt die heutige Generation besser auf kleinen Portionen über den Tag verteilt.

Wer so isst und lebt, der kann in kürzeren Etappen den eigenen Stoffwechsel immer wieder neu in Schwung bringen und auf Trab halten. Nur wenn es zu einer Dauerschleife an Monotonie kommt, wird das Ziel aus den Augen verloren. Hier spielt es auch eine Rolle, dass die kleinen Snacks, Mahlzeiten und Happen für den Tag, sich dem individuellen Tagesablauf, Rhythmus und Gepflogenheiten des Essers anpassen. Denn nur dieser weiß doch schließlich am besten, wenn der Körper von einem Extraschub an Energie profitieren kann und wenn ihm ein Weilchen länger zum Verdauen und Stoffwechseln geschenkt werden kann.

Doch nicht nur die Anzahl und die Größe der Mahlzeiten und Portionen ist beim Stoffwechsel Ankurbeln relevant, auch das was gegessen wird, fällt ins Gewicht. Denn die kleinen Snacks haben aus vitaminreichen und frischen Lebensmitteln zu bestehen. Nüsse, getrocknete Kerne und Samen runden das nährreiche Komplettpaket noch ab.

Auch einer vornehmlich basischen Ernährung werden wahre Wunder beim Ankurbeln des Stoffwechsels nachgesagt. Die zahlreichen Geschmacksverstärker, Stabilisatoren, Säureregulatoren und andere Konservierungsmittel in unserer Nahrung, feuern unseren Stoffwechsel gerade dazu an, einen Überschuss an Säure zu produzieren. Wer dieser Entwicklung entgegenwirken möchte, beginnt gerade bei seiner Nahrung verstärkt auf die Natürlichkeit eben dieser zu achten. Wer gerade zu Beginn die überschüssige Säure aus seinem System bekommen möchte, der greift zu basischen Lebensmitteln.

Ballaststoffe für den Stoffwechsel

Ballaststoffe kennen wir vornehmlich als Kohlenhydrate. Sie regen, in flüssiger Form, sehr aktiv den Stoffwechsel an. Hier wird zu solchen Lebensmitteln geraten, die über eine hohe Nährstoffdichte verfügen. Diese ist je Lebensmittel umso höher, je niedriger der Kaloriengehalt der Nahrung ist. Hier isst man zwar wenig kalorienreich dafür aber gesund und nachhaltig. Außerdem ist der Stoffwechsel selbst auch um einiges länger und intensiver bei der Verdauung dieser ballaststoffreichen Lebensmittel beschäftigt.

Lebensmittel, die über eine sehr geringe Nährstoffdichte verfügen sind besonders fett- und zuckerhaltig. Auch Alkohol wird zu jenen Lebensmitteln gezählt, die aufgrund ihres niedrigen Nährstoffgehalts für das Ankurbeln des Stoffwechsels nicht als vorteilhaft gelten.

Tyrosin – natürlich Wach und Aktiv

Tyrosin ist ein Wirkstoff, der nicht nur den Stoffwechsel kurzfristig und ordentlich puscht, sondern dem Körper einen extra Kick an Energie liefert. Hier wird Leistung auf natürliche Weise gesteigert. Tyrosin zählt zu den körpereigenen Aminosäuren und wirkt sich nachweislich auf eine gesteigerte Denk- und Konzentrationsfähigkeit aus. Stimmt der Tyrosin-Level im Körper, so geht es auch mit der geistigen Fitness bergauf. Wer seinem Körper und Stoffwechsel ein Mehr an Tyrosin zufügen möchte, der greift zu einem verstärkten Käse- und Schweinefleischkonsum. Auch Lachs, Hühnereiern, Milch, Walnüssen wie Kürbiskernen, Reis und Soja wird ein hoher Tyrosin Anteil nachgesagt. Bei den kleinen Mahlzeiten also auch noch ein Plus an Tyrosin einnehmen, und schon kann der Stoffwechsel wechseln, was das Zeug hält. An Obst sind es übrigens Äpfel, Kirschen, Apfelsinen und auch Weintrauben, die besonders reich an der gebundenen Aminosäure sind. Ein schmackhafter Biss in den Apfel auf dem Weg zum nächsten Meeting, bringt einen schon viel saftiger durch den Tag.

Ein Mythos mit dem aufgeräumt wird

Wer sich darüber informiert, wie er seinen Stoffwechsel anregen kann, der wird sich auch mit den ein oder anderen Fehlinformationen ärgern dürfen. Einer dieser Mythen erzählt von der Ananas und ihren Enzymen. Diese sollen nämlich wahre Wunder bei der Fettverbrennung bewirken. Tatsächlich passiert aber genau das Gegenteil. Die Enzyme der Ananas werden durch die Magensäure angegriffen und zerstört. Sie gelangen daher selten an die richtigen Stellen.

Kapitel 4: Mit der richtigen Einstellung den Stoffwechsel in Schwung bringen

Wer meint sein Stoffwechsel ist dabei aus dem Gleichgewicht zu geraten, der findet hier kleine Weisheiten für Alltag, Leben und Gepflogenheiten, mit denen der Stoffwechsel gesund aktiviert und angeregt werden kann. Es sind kleine, aber feine Veränderungen in ihrem Alltag, die sie leichter und mit mehr Schwung durch den Tag schreiten lassen. Welche das sind? Das verrate ich Ihnen jetzt.

Zuvor noch ein kurzer Blick auf die Haupt Stoffwechsel Arten in unserem Körper. Diese orientieren sich an den von uns bekannten Nährstoffen: Kohlenhydrate, Eiweiß und Fett. Außerdem wird ebenfalls dem Mineralstoffwechsel eine besondere Bedeutung zugemessen.

Was passiert bei den einzelnen Stoffwechselvorgängen?

Beim Kohlenhydrate Stoffwechsel sind es die Einfachzucker, wie Fructose und Glucose zerlegt werden. Durch die Zerlegung der Einfachzucker gewinnt der Körper an Energie. Ist der Körper mit umfassend und ausreichend mit Energie versorgt, werden die Einfachzucker statt in Energie in Stärkemoleküle umgewandelt und für den späteren Verbrauch gespeichert. Hier passiert es, dass Hüftgold entsteht.

Der Eiweißstoffwechsel hingegen kümmert sich um die Zerlegung der Aminosäuren, die ebenfalls zur Energiegewinnung des Körpers verwendet werden. Außerdem wird der Muskelaufbau durch den Eiweißstoffwechsel angeregt. Wer zu Krafttraining tendiert, der greift verstärkt zu proteinreicher Nahrung.

Beim Fettstoffwechsel wird sich um die Zerlegung der Fette im Körper gesorgt. Hier wird vor allem der Hormonhaushalt reguliert.

Schließlich übernimmt der Mineralstoffwechsel vielfältige und umfassende weitere Aufgaben und Funktionen im Körper.

Der menschliche Stoffwechsel ist ein geschlossenes Kreislaufsystem, bei dem zwischen anabolem und katabolem Stoffwechsel unterschieden wird. Während der anabole Stoffwechsel sich auf den Aufbau von Stoffen im Körper, also dessen Verwertung und Nutzung bezieht, sorgt sich beim katabolen Stoffwechsel eben dieser um den Abbau und Ausschied verwerteter Stoffe. Wer seinen Stoffwechsel ankurbeln möchte, der kurbelt beide Arten an. So wird der Körper und sein System aufs Gründlichste gereinigt.

Fett braucht der Körper zur Energiegewinnung und zur Bildung von Hormonen und Botenstoffen. Was er nicht benötigt, wird gespeichert.

Gib acht, was du brauchst, dann klappt es auch mit dem Stoffwechsel

Der Stoffwechsel wird am meisten dadurch beeinflusst, was wir zu uns nehmen, wie wir uns durch den Tag bewegen und welche Energien, Nährstoffe und Kalorien wir tatsächlich für den sofortigen Gebrauch verbrennen und nutzen. Wer sich und seine Nahrung an die individuellen Bedürfnisse seines Körpers anpasst, der wird schnell merken, wie einfach, gut und regulativ sich das eigene Essverhalten, angepasst auf den Energiebedarf des Körpers, auswirkt und der Stoffwechsel angeregt werden kann. Wer so bewusst isst, der macht sich seinen eigenen Stoffwechsel so zu nutzen, dass er ihn für sich und seinen Tagesablauf perfekt nutzt.

Denn im Wasser liegt die Kraft!

Wasser – wir unterschätzen es. In seiner Kraft und seiner heilenden Wirkung. Es ist das Blut der Erde. Gereinigt durch Stein, Geröll, Himmel und Luft. Es ist nicht nur der Erde, sondern auch des Menschen Lebenselixier. Reines, frisches Quellwasser ist Magie für den Körper.

Wasser reinigt den Körper. Es hilft aus Blut, Zellen und Organismus das zu spülen, was nicht hingehört. Das Wasser im menschlichen Körper ist wie ein tosender, wilder, frischer, klarer Bergfluss, der alles mit sich reißt, was nicht in das idyllische, harmonische Ganze gehört. Im menschlichen Körper sind dies besonders sogenannte Verschlackungen. Jene Mineralien, Vitamine und Spurenelemente, die ihren Dienst getan haben und auf dem Weg der Entsorgung als Ablagerung, Schadstoff und Blockade vergessen wurden. Wasser reinigt und löst die Blockaden, spült sie hinaus und befreit den Körper und seine Funktionswege von bereits Vergessenem.

Was uns der Trick mit dem Wasser aber auch verrät und nahelegt, ist die Tatsache, auf andere Mischgetränke, Softdrinks und andere zweifelhafte Getränke zu verzichten und sie mit Wasser zu substitutionieren. Statt Kaffee, Alkohol, Säfte und kohlensäurehaltiger Geschmacksbomben, ist zum Glas Wasser zu greifen. Zusätzlich kann der Wasserhaushalt im Körper durch wasserreiche Lebensmittel wie grüne Salate und Gemüse angereichert werden. Auch grüne Smoothies aus Spinat und Kiwi sind nicht nur ein Wasserspender, sondern auch Energie- und Mineralstofflieferant.

Früher war ein Standard von 2 Litern angeraten. Heute wird zu mehr Wasser im Körper geraten. Warum? Auch hier wird mit erhobenem Zeigefinger auf unsere Lebensmittel- und Nahrungskultur gezeigt wie ebenfalls besorgt auf die Qualitätsabnahme der Nahrung selbst geblickt wird. Die Fertiggerichte, Backwaren und Süßigkeiten, mit denen sich unser Stoffwechsel abgibt, freut sich auf die tatkräftige Unterstützung des reinigenden Wassers. Beim Wasser gilt auf jeden Fall eins: Man kann nie genug von der frischen Quelle des Lebens trinken. Für einen angeregten Stoffwechsel heißt es also auf einen ausgeglichenen und wohltuenden Wasserhaushalt zu achten. ... und ein kleines Extra Schmankerl an Informationen zum Schluss: Eine jede Tasse Kaffee fragt nach zwei Gläsern gleicher Menge Wasser.

Mehr Sport!

Sind wir aktiv, dann verbrennt unser Körper Kalorien, Nährstoffe und verbraucht dabei Energie. Energie, die wird im in Form von konservierten und bearbeiteten Nahrungsmitteln zufügen. Betätigen wir uns über unser normales Maß hinaus, so bedarf es auch ein mehr an Energie, die sich der Körper, bei gleicher Nahrungszufuhr aus den angelagerten Energie- und Fettreserven zieht. Mit mehr Bewegung werden daher auch die Anzahl verbrennender Kalorien in die Höhe getragen. Wird zu viel gegessen, dann braucht der Körper auch ein Mehr an Bewegung, um den Stoffwechsel anzuregen und ihn nicht zu trägen werden zu lassen.

Besonders gut und effektiv regt man seinen Stoffwechsel an, wenn man müde Knochen und Geist durch den Park laufen lässt. Im leichten Trabtempo lassen sich schnell bis zu 10 km Laufen und ausreichend Kalorien verbrennen. Das bedeutet auch ein aktiver und gesunder Stoffwechsel. Wer es zeitlich nicht in den Park schafft, der kann sich auch auf einem Hauseigenen Trampolin seine Kalorien ab hüpfen und den Stoffwechsel zum Arbeiten bringen.

Ran an die Bewegung

Mit Bewegung wird der Stoffwechsel automatisch angeregt. Warum? Weil der Körper mehr als seine durchschnittlichen Energien verbraucht. Außerdem macht es auch Spaß, wenn man bewusst ein wenig mehr an Bewegung in den Alltag integriert und weiß, dass man sich und seinem Stoffwechsel etwas Gutes damit tut.

Bewegung im Alltag ist der erste Schritt zum Stoffwechsel beschleunigen. Dabei muss man nicht sofort gleich zum großen und regelmäßigen Sportler werden (auch wenn das ein gerne gesehenes Ziel ist). Statt kurze Strecken mit dem Auto zu fahren, können diese zu Fuß oder auf dem Rad in Angriff genommen werden. Auch Treppen steigen und laufen, statt den Lift zu benutzen, bringt Körper, Seele, Geist und Stoffwechsel in Schwung. Wer sich fit hält, der bewegt sich und seinen Stoffwechsel.

Wem das anfängliche Mehr an Bewegung im Alltag nicht ausreicht, der kann zum Krafttraining greifen. Hier wird verstärkt auf Muskelaufbau Wert gelegt. Ein Training, das den Stoffwechsel auf eine ganz besondere Weise fordert und, verglichen mit Ausdauertraining, vielversprechende Wirkungen und Ergebnisse verspricht. Auch das Krafttraining lässt sich in Form von einfachen Übungen in den eigenen Alltag integrieren. So können Sie vor dem Schlafen gehen noch schnell einige Kniebeugen, Liegestütze oder Sit-Ups machen. Auch das morgendliche Fahrradfahren an der Luft und das Straffen und Ziehen der Zehen und Glieder bringt den Stoffwechsel in Schwung.

Für den Stoffwechsel ist es besonders wichtig, dass bei den kleinen Fitnessübungen im Eigenreich der ganze Körper mit einbezogen wird. Besonders die großen Muskeln wie Bauch, Rücken, Oberschenkel, Po und Brust gilt es in diesem Rahmen zu fordern. Hier wird am effektivsten schnell Fett verbrannt und der Stoffwechsel angekurbelt. Den Stoffwechsel bringt man in Schwung, wenn möglichst viele Muskelpartien an der Übung teilnehmen. So wird nämlich das zentrale Nervensystem angeregt, welches die Pfunde zum Schmelzen bringt.

Der nächste Schritt zu mehr Bewegung ist der kontinuierliche und langfristige Ausdauersport. Ein wenig Radfahren. Ein wenig Schwimmen, Laufen oder Wandern und schon sieht die Welt und der Stoffwechsel ganz anders aus. Wer langsam beginnt, der kann sich steigern und mit zunehmendem Training steigt die Kondition und somit Freude und Vergnügen am Ausdauersport.

Ob im Alltag oder als Ausdauersport – wer sich bewegt ist einen Schritt weiter zum gesund sein und bleiben. Dem Stoffwechsel tut ein wenig mehr an Bewegung auf jeden Fall immer gut. Außerdem schmeckt die nächste Mahlzeit nach ein wenig Bewegung doch auch gleich viel besser, oder etwa nicht?

Der Schlaf und seine Wichtigkeit

Einem guten und gesunden Schlaf wird so manches Wunder nachgesagt. Wer davon zu wenig bekommt, der verlangsamt automatisch auch seinen Stoffwechsel. Der Körper wird aus seinem gewohnten Rhythmus gerissen. Der Stoffwechsel hat sich auf neue Begebenheiten einzustellen. Das dauert. Mit der Konsequenz, dass sich der Stoffwechsel als solcher allgemein verlangsamt.

Schlaf ist also wichtig. Die richtige Dauer und Intensität soll er haben. Man soll sich dabei ruhig und bequem betten können. Die Glieder von sich strecken und von den Gedanken des Tages ablassen. Wie viel Schlaf ein jeder Mensch bedarf, dass hängt von seinen Bedürfnissen ab. Die einen bevorzugen langes Schlafen, während andere mit wenigen Stunden auskommen. Studien haben allerdings belegt, dass eine Schlafdauer von rund 8 Stunden optimal sein soll. Orientieren Sie sich evtl. an diesem Richtwert.

Der Saunagang, kurbelt den Stoffwechsel an

Regelmäßige Saunabesuche ist eine Wohltat für den Stoffwechsel. Der Körper wird von Innen und Außen erhitzt. Die Hitze wirkt zu Weilen Wunder. Der Körper und der Stoffwechsel werden beim Sauna Gang ganz besonderen, extremen Bedingungen ausgesetzt, welche wieder das zentrale Nervensystem aktivieren. Dass der Stoffwechsel dadurch besonders angeregt und angekurbelt wird, ist für Saunafreunde ganz besonders erfreulich.

Übrigens wird hinsichtlich des Stoffwechsels und auch der Stärkung des Herz-Kreislauf-Systems zu regelmäßigen Saunagängen im Winter geraten. Wenn man diesen dann noch in einen Wellness Tag umwandelt, bei welchem man auch mal Geist und Seele baumeln lässt, dann klappt es auch ganz besonders gut mit dem Stoffwechsel.

Das Beste zum Schluss: Ein Geisteskuss

Man mag es kaum glauben, doch auch gesundes Denken, kann den Stoffwechsel in seine geordneten Bahnen lenken. Denn wer schlechte und unschöne Gedanken hegt, der öfter mit seinem Magen zur Toilette geht. Es ist was dran, an den guten Gedanken. Unser Geisteszustand wirkt sich nachweislich auf unseren physischen Zustand aus. Dass davon besonders der Stoffwechsel betroffen ist, ist auch nicht verwunderlich. Also wer mit guten Gedanken und einem gelösten, offenen Geist durch die Welt marschiert, der wird auf ganz natürliche Weise für umfangreiche Anregung für seinen Stoffwechsel sorgen.

Kapitel 5: Stoffwechsel anregen leichtgemacht

So einfach ist es den eigenen Stoffwechsel auf natürliche Art und Weise anzuregen. Gute Ernährung, ein wenig Mehr an Bewegung, Aktivität und Bewusstsein und das alles herunter gespült mit einem Glas frischem Quellwasser und schon sieht die Welt ganz anders aus.

Viel anregender, viel stoffwechselnder. Die Tipps sind griffig und für jeden Mann und Frau leicht in den Alltag zu integrieren. Es bedarf ein wenig an Umstellung und nur ein kleines wenig Mehr an Aufmerksamkeit. Auch bei der Bewegung wird der Stoffwechsel so richtig gefordert. Wer in seinen sonst weniger beweglichen und aktiven Alltag die eine oder andere Fitnessübung integriert, der trainiert sich und seinen Körper auf eine ganz besondere Weise. Ebenso wie der Stoffwechsel auf eine ganz neue raffinierte Art gefordert wird. Nämlich in Intervallen und ganz ohne vorherige Ankündigung, können die Armbeugen am Schreibtisch einen extra Kick in den Stoffwechseln geben. Auch das aktive Muskel pressen, anspannen und entspannen, wenn man z.B. an der Bushaltestelle wartet, kann zu einer kleinen, Stoffwechsel anregenden, Fitnesseinheit werden. Mit Freude und Spaß den Stoffwechsel anregen, geht eben auch im Alltag gut.

Jetzt heißt es nur noch ein wenig Disziplin, Geduld und Durchhaltevermögen und schon geht es mit dem Stoffwechsel ankurbeln von ganz alleine. Disziplin, Geduld und Durchhaltevermögen beziehen sich dabei sowohl auf eine aktive Bewegungssteigerung im Alltag, als auch auf die bewusste Ernährungsumstellung. Beim Stoffwechsel hängen viele Faktoren miteinander zusammen. Wer von den Zusammenhägen weiß und sich an ihnen orientieren kann, der kann kontrolliert und bewusst auf seinen Stoffwechsel eingreifen und ihn lenken.

So können Sie sich übrigens einen Tag in ihrem Ernährungsplan vorstellen, der den Stoffwechsel anregt und ihn den ganzen Tag über schön aktiv hält:
Dazu wird mit einem ballaststoffreichen Frühstück aus Ei, Vollkornbrot, Käse und Tomate und 2 gläsern Wasser der Tag begonnen. Ein Snack für den kleinen Hunger zwischendurch können Nüsse und klares Wasser sein. Zum Mittag wird ein Salat mit einer leichten Paella gereicht. Wer Nachtisch mag, verwöhnt sich mit einem frischen Obstsalat. Über den Nachmittag bringt uns dann schließlich eine Banane. Am Abend darf man sich auf Kartoffel, gegrilltem Fisch und gedünstetes Gemüse freuen. Hört sich das nicht vielversprechend, schmackhaft und appetitlich an?

Wer sich um seinen Stoffwechsel sorgt, der setzt auf jeden Fall an den richtigen Stellen an. Bei sich selbst und seinem körpereigenen System. Schließlich weiß Mann und Frau selbst, was dem Körper, der Verdauung und den einzelnen Stoffwechselarten am besten tut. Kennt man seinen eigenen Stoffwechseltypen, so gibt dies zusätzliche Hilfestellung bei richtiger Ernährung und gesundem Stoffwechsel. ... und bloß das Wasser und Trinken nicht vergessen. Wem auf Dauer das klare Frische zu Trist wird, der darf sich gerne einen frischen Kräutertee aufsetzen. Gerade an kalten Tagen wärmt es den Körper und kurbelt den Stoffwechsel durch seine Wärme ganz besonders an. Persönlich kann ich da Matetee empfehlen, welcher auf Anhieb konstante Energie für den Tag verspricht. Jetzt wissen sie alles, was man zum Stoffwechsel und wie man ihn anregen kann nur wissen kann. Haben sie schon angefangen sich umzustellen und darauf zu achten, welche Lebensmittel sich wie auf ihren Magen, ihre Verdauung und ihr Wohlbefinden niederschlagen?

Ich wünsche viel Erfolg und ein gutes gesundes gelingen, beim Stoffwechsel ankurbeln, Ernährung umstellen und fit werden. Denn wenn sie ihren Stoffwechsel in Angriff nehmen, dann nehmen sie auch ihr Wohlbefinden in die eigene Hand. Und wenn der Stoffwechsel so arbeitet wie er soll, dann fühlt man sich auch gleich viel besser, fühlt sich leichter und geht frohen Mutes durch seinen Alltag. Mit so viel Elan und frohen Mutes, kann man auch gleich viel besser seine Mitmenschen dazu motivieren bei den kleinen Fitnessübungen am Arbeitsplatz und in der Mittagspause mitzumachen und auch etwas für ihren Stoffwechsel zu tun. Denn gemeinsam regt man den Stoffwechsel noch mehr an. Auf zum gesundwerden. Auf zum besseren Wohlbefinden. Auf zum Stoffwechsel anregen und besser fühlen. Also Prost und auf ein Gläschen klaren Wassers, das den Stoffwechsel ankurbelt, anregt und das System einmal so richtig durchspült. Wer noch mehr Unterstützung wünscht, der lässt sich am besten individuell beraten. Jeder Körper ist in seinen Grundfesten anders und einzigartig.

Kapitel 6: Geheimtipp Bulletproof

Das vorige Kapitel richtete sich vor allem an die Leute, denen es schwerer fällt ihre Ernährung umzustellen. Es gibt aber noch eine viel bessere Methode den Stoffwechsel anzuregen und ihm gleich am Morgen die benötigte Energie für den Tag zu geben: Der Bulletproof-Kaffee!

Der Bulletproof-Kaffe ist ein ganz besonderes Getränk welcher aus der, in Amerika berühmten, Bulletproof-Diät stammt. Die Diät lehnt sich vor allem an die bekannte Methode des intermittierenden Fastens an. Auch die Ketogene Diät vertritt ungefähr dieselben Ansichten wie der Begründer der Bulletproof-Diät! Vor allem geht es um eines,... am Morgen keine Kohlenhydrate zu sich zu nehmen oder am besten gar nichts zu essen und den Bulletproof Kaffee wirken lassen. Warum Kohlenhydrate den Stoffwechsel eher bremsen, wissen Sie bereits. Was kann aber dieser besondere Kaffee für die Beschleunigung unseres Verwertungshaushaltes tun? Dafür schauen wir uns zuerst einmal seine Zubereitung an:

Die Zubereitung von einem Bulletproof-Kaffee ist sehr einfach. Man nehme gewöhnlichen Filterkaffee und fügt 2 Esslöffel Butter (Laut dem Erfinder ist die beste Butte hier in Deutschland KerryGold) und 1 Esslöffel MCT-Öl oder Kokosöl hinzu. Das ist das Grundgerüst des Wachmachers. Man kann ihn natürlich auch noch mit Geschmackstropfen, Stevia oder Proteeinpulver verfeinern, wenn man will.

Was macht diese Zusammensetzung so besonders?

Auf der einen Seite enthält Kaffe bekannter weise Koffein welches schon alleine den Stoffwechsel kurzfristig ankurbelt. Koffein sorgt vor allem dafür, dass die Fettdepots als Energiequelle für den Körper genutzt werden. Nach der Einnahme von Koffein werden die Blutgefäße erweitert. Der Herzschlag erhöht sich und damit wird auch die Durchblutung aller Organe verbessert. Das hat auch einen gesteigerten Kalorienverbrauch zur Folge! Wer also seinen Kaffee ohne Milch und ohne Zucker trinkt, kurbelt nicht nur seinen Stoffwechsel an, sondern fördert auch noch die Fettverbrennung durch den erhöhten Kalorienbedarf. Außerdem beeinflusst das Coffein unseren Atemrhythmus. Unsere Bronchialgefäße werden erweitert, die Atmung beschleunigt. Dadurch wird auch unser Gehirn besser durchblutet und wir bekommen eine höhere Konzentrationsfähigkeit! Außerdem wirken im Kaffee Flavonoide, Chlorogensäuren, Resveratrol oder Melanoidine im Körper als Antioxidantien. Sie schützen unseren Organismus vor freien Radikalen und sind dafür bekannt, diversen Krankheiten vorzubeugen.

Koffein wirkt ebenfalls appetithemmend und kann dazu genutzt werden, Heißhungerattacken zu unterbinden. Ferner ist er auch als Verdauungshilfe bekannt. Nach einer guten Tasse Kaffee oder Espresso wird die Magensäureproduktion angeregt und Magen und Darm kommen richtig in Schwung.

Jetzt kommt die Wunderwirkung des MCT-Öl in Kombination mit der Butter zum tragen! Normalerweise wirkt Koffein sehr stark, schnell und kurzfristig. Das MCT-Öl liefert nicht nur gute Omega-3-Fette, es sorgt auch dafür, dass das Koffein vom Körper langsamer aufgenommen und genutzt wird. Damit wird die positive Wirkung von Koffein auf den Stoffwechsel nicht nur verstärkt, sie wird auch von einer kurzfristigen Wirkung auf eine langfristige Wirkung gesteigert. Damit ist der Bulletproof mein absoluter Topfavorit und Geheimtipp für eine Ankurbelung des Stoffwechsels geworden. Er schmeckt acuh erstaunlich gut!

Natürlich gibt es auch andere Getränke solcher Art, für die Nicht-Kaffeetrinker. Grüner Tee zum Beispiel ist eine gute Alternative zum Bulletproof Kaffee! Der Tee enthält ebenfalls Koffein und kann auch mit anderen nützlichen Substanzen für den Stoffwechsel nützlich sein. Eine etwas exotischere Teesorte, wäre übrigens auch der Maate-Tee.

Schlusswort

Abschließend möchte Ich mich noch einmal von ganzem Herzen bei Ihnen bedanken.
Mit dem Erwerb dieses Ratgebers haben Sie mir gezeigt, dass Sie Vertrauen in mich, meine Erfahrungen und meine Arbeit gesetzt haben.

All das Wissen habe Ich mir über die Jahr mühsam angeeignet und versuche dieses nun so gut und verständlich wie möglich Ihnen mit auf den Weg zu geben. Ich hoffe Ich kann Sie damit auf Ihrem Lebensweg unterstützen!

Ich hoffe, dass Sie einiges aus diesem, bewusst kurz gehaltenen Ratgeber, der alles knackig auf den Punkt bringen sollte, mitnehmen konnten und mit den Inhalten, Tipps und Tricks positive Veränderungen erzielen können.

Über ein Feedback Ihrerseits, mittels einer Bewertung auf Amazon, würde ich mich sehr freuen und es sehr schätzen!

Ich wünsche Ihnen für Ihre Zukunft alles erdenklich Gute und hoffe Sie auch weiter auf Ihrem Weg, mit meinen Erfahrungen und Tipps, unterstützen zu dürfen.

Herzlich grüßt,

Falko Drachenberg

Rechtliches und Impressum:

Ich bin stets bemüht, alle Informationen und Angaben in diesem Buch korrekt und auf dem neusten Stand zu halten. Leider ist es trotzdem nie vollkommen ausgeschlossen, dass Fehler und Unklarheiten entstehen. Aus diesem Grund übernehme Ich keine Gewähr für Aktualität, Richtigkeit, Qualität und Vollständigkeit dieses Werkes. Für Schäden die durch die (Nicht-) Nutzung dieser Informationen, sowohl mittel- als auch unmittelbar entstehen, hafte Ich nicht. Für Hinweise auf Fehler und Unklarheiten wäre Ich Ihnen sehr dankbar!

Falko Drachenberg wird vertreten durch:
Daniel Karnatz
Tiefer Weg 22
01689 Weinböhla
karnatzdaniel@gmail.com

www.ingramcontent.com/pod-product-compliance
Lightning Source LLC
Chambersburg PA
CBHW061237180526
45170CB00003B/1344